pour la bibliothèque nationale

TRAITÉ ANALYTIQUE

DE

L'HYDROPHOBIE

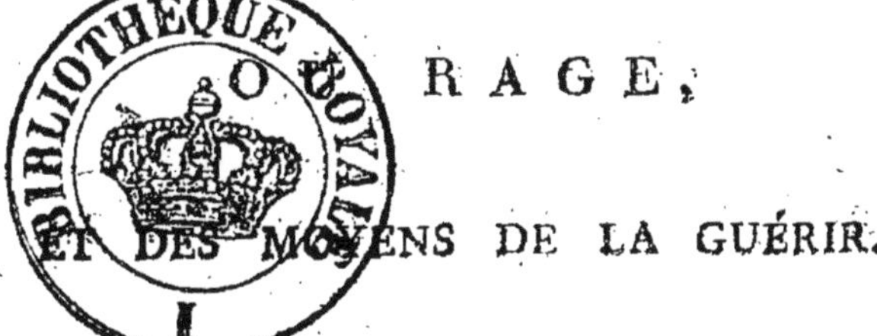

RAGE,

ET DES MOYENS DE LA GUÉRIR.

TRAITÉ ANALYTIQUE

DE

L'HYDROPHOBIE

OU RAGE,

ET DES MOYENS DE LA GUÉRIR.

Par François - Marie - Philippe LEVRAT, Docteur en médecine à Châtillon-sur-Chalaronne, ancien Chirurgien de la Charité de Lyon, membre et correspondant de plusieurs sociétés savantes, etc.

> Aux grandes et aux extrêmes maladies, les grands et les extrêmes remèdes sont les plus convenables.
>
> HIPP. APHOR. VI. Sect. Ire

A BOURG,

Chez J.-M. JANINET, Imprimeur-Libraire.

1808.

A

Durand – Molard,

Secrétaire général du Préfet de
la Martinique, Sous-Com-
missaire des Colonies, etc.

A

l'Homme distingué par son mérite
et ses connaissances,

A

l'Oncle le plus chéri et le
plus digne de l'être,

Comme une marque sincère de l'attachement
respectueux que lui porte son très-humble et
très-dévoué Neveu :

Fr.-M.-Ph. LEVRAT.

TRAITÉ ANALYTIQUE

DE

L'HYDROPHOBIE

OU RAGE,

ET DES MOYENS DE LA GUÉRIR.

AVANT-PROPOS.

S'il existe une maladie affreuse et alarmante pour la Société, c'est sans doute la Rage, qui, en conduisant sa victime au tombeau, lui laisse apercevoir et juger le malheureux état où elle se trouve. — Prenez garde, mon Ami, je vais vous mordre. — Telles sont les paroles que m'adressait un enragé qui mourut à l'hôpital de Lyon, dans le courant de 1806.

Au milieu des plus grandes souffrances, à deux doigts de sa perte, et au moment même où la mort va fermer ses paupières, l'enragé a encore quelques instans où il peut juger et réfléchir, aucune fonction de l'entendement n'étant aliénée. Le souvenir de parens chers, comparé à l'idée d'une fin prochaine, forme en lui deux mouvemens opposés par leur nature, mais également terribles par leurs effets ! Vous trouvez dans un enragé un ami sincère et un ami dangereux, et cela dans un clin d'œil.

Le mouvement par lequel l'intellecte passe d'un état à un autre, est difficile à expliquer, et il l'est bien d'avantage quand on l'observe chez un homme dont la vie a été un tissu d'aménité et de douceur. Un auteur a dit qu'il n'y avait que les hommes grossiers et les animaux qui mordaient. Je ne sais sur quoi est appuyée cette assertion, mais ce qu'il y a de certain, c'est que j'ai connu des hydro-phobes bien élevés avoir des envies de mordre au moment de l'accès ; envies qu'ils auraient exécutées si rien ne s'y fût opposé.

Au reste, il n'est pas humiliant pour l'homme de voir son semblable commettre une telle action, mais bien terrible ! . . . . Je pense donc, que Dessault, qui a voulu ici faire valoir l'éducation, a eu tort; et en philosophe humain, on doit pleurer sur le malheur des hommes, chercher à en adoucir les rigueurs, sans accuser leurs fautes.

Si je jette quelques idées sur le papier, je n'entends point faire un ouvrage *ex professo*. Je cherche encore moins à briller en traitant un sujet qui a été le motif de tant de discussions, et que les Leroux, les Sabatier, les Andry, les Enaux et Chaussier, les Portal et autres auteurs anciens et modernes ont décrit avec toute la précision possible. Mais comme leurs ouvrages sont très-rares, je m'empresse de recueillir leurs idées et en former une petite brochure qui pourra offrir quelque utilité. C'est là où tendent mes vœux; puissent-ils être accomplis ! . . .

PREMIER ARTICLE.

RAGE SPONTANÉE. (*)

Le loup, le chien, le chat, le renard, etc., sont les animaux qui contractent le plus communément la rage spontanée ; l'homme, lorsqu'il est exposé aux mêmes causes, l'éprouve comme eux.

La rage spontanée est l'espèce la plus terrible, en ce qu'on est quelquefois incertain sur les causes qui l'ont produite ; cependant, malgré les doutes que l'on a établis sur son existence, dans l'état actuel de nos connaissances, on ne peut plus la révoquer. Des faits cités par *Marcellus Donatus*, *Félix Platerus*, Pouteau, Pinel, militent en sa faveur. On sait qu'elle peut être produite par une vive affection de l'âme, par un exercice trop fort, par un excès de régime, par l'exposition trop long-temps continuée à l'ardeur du soleil,

---

(*) Voy. mémoires de la société royale de médecine, pour l'année 1783, seconde partie.

une trop forte contention d'esprit ; par les revers de la fortune, un amour contrarié, et quelquefois par des causes inconnues, comme je l'ai dit plus haut.

Observation par l'auteur.

Un jeune vacher, conduisant son troupeau au champ, vit de grand matin un fantôme placé dans une terre ensemencée de chanvre ; il en conçut une telle frayeur qu'il s'en retourna chez ses parens et leur dit qu'il avait vu le Diable. Cette idée le plongea dans une tristesse profonde. Dès-lors il demanda à être seul dans sa chambre ; le soir même il délira, le pouls était fort, la face colorée : on lui donna quelques gouttes de bouillon ; sa boisson fut une tisane de gramen et de réglisse. Le lendemain, horreur des liquides et de tout ce qui avait apparence de jour. Le malade qui avait quatorze ans appelle un de ses frères, lui promet sa bourse s'il veut se laisser mordre.

Le troisième jour, ardeur dans l'arrière-bouche, expulsion d'une écume abondante, convulsion tétanique. Mort dans la nuit.

Observation par *Pinel*, d'après *Félix Plater*.

Une femme, occupée à laver sous un pont, à l'approche de la nuit est abandonnée par les personnes qui travaillaient près d'elle : alors, effrayée d'être seule, elle croit voir une lueur sortir de la voûte, le torrent augmenter, se déborder et couler avec impétuosité. De retour chez elle, elle ne peut boire ni bouillon, ni aucun autre liquide; leur vue même la fait frisonner, et quand on les lui met dans la bouche, elle aspire avec bruit et difficulté, comme si elle était sur le point de suffoquer. La moindre agitation de l'air renouvelle les symptômes; elle parle avec décence et d'une manière sensée ; elle ne dort presque point et ne peut manger que des alimens solides; enfin, le huitième jour après l'invasion, la diarrhée se manifeste, les forces s'affoiblissent de plus en plus, et elle meurt après avoir annoncé elle-même que sa mort serait prochaine (1).

----

(1) Sauvages rapporte que quatre hydrophobes

Je pourrais multiplier les observations qui établissent l'existence de la rage spontanée ou interne, comme le veut M. Leroux de Dijon ; mais je me contente d'en rapporter deux. D'ailleurs, dans un travail analytique, il faut, autant que possible, éviter les redites, afin de ne pas multiplier les choses sans nécessité.

Si le médecin peut, dans tous les cas ; prononcer sur la nature de l'hydrophobie, il en est cependant où le jugement devient bien difficile et où l'on ne peut dire si la rage est spontanée ou communiquée.

Observation par Pinel.

Un homme âgé de quarante-neuf ans, d'un tempéramment biliose-nerveux, est mordu par son cheval et il n'en résulte que de légères excoriations. Il éprouve d'un autre côté des revers de fortune, qui troublent ses fonctions intellectuelles et affectives, et ne tardent pas

---

ayant prédit le jour et l'heure de leur mort, moururent effectivement comme ils l'avaient annoncé. (Voy. nosologie méthod. classe 8.ᵉ ordre 3).

à le jeter dans la mélancolie ; dès ce moment il maltraite sa femme et ses enfans , et entre en fureur pour la moindre cause. Quelques temps après se manifestent tous les symptômes de la fièvre ataxique-intermitente ; sommeil interrompu par des rêves effrayans ; pouls petit , irrégulier ; urine limpide ; stupeur. Réponses vagues aux questions qu'on lui fait; gestes ridicules , vue perçante , langue sèche et tremblante. Bientôt après prostration extrême des forces, aphonie , pouls très-faible ; mais les forces ne tardent pas à s'élever , et il se manifeste dès ce moment tous les symptômes de l'hydrophobie.

Alors chaleur brûlante , sorte de fureur , face colorée , les yeux étincelans , égarés , regard farouche avec une apparence de crainte ; envie de mordre , aversion de la lumière , fureur et convulsions à l'aspect des liquides et des corps brillans , pouls assez élevé. Mort au bout du septième jour , à dater de l'invasion des symptômes de l'hydrophobie. Le cheval s'est toujours bien porté , ce qui empêche de croire à une hydrophobie communiquée.

DEUXIÈME ARTICLE.

RAGE COMMUNIQUÉE.

LA rage communiquée ou externe s'étend quelquefois de personne en personne, avec une promptitude étonnante ; l'animal qui la propage en courant les champs et la ville, attaque tout ce qui a apparence de vivre. L'idée d'un chien enragé jette dans le pays où il est, la plus grande terreur ; et souvent une blessure qui, dans tout autre temps, n'aurait produit que de légers accidens, devient la source d'un mal affreux. Au reste, on a reconnu dans tous les siècles que le moral avait eu la plus grande influence sur les maladies, et surtout sur la rage.

Sans nier l'existence d'un vice hydrophobique, il est certain que l'âme, plus ou moins affectée, concourt beaucoup à son développement dès qu'il est introduit dans nos humeurs, puisque l'on a vu des personnes devenir hydrophobes au moment même où on leur disait avoir été mordues par des animaux enragés.

Comme ce n'est que par l'observation que l'on peut prouver l'évidence des choses, nous allons en donner sur l'espèce de rage qui fait le sujet de cet article.

Observation de M. Leroux.

Un enfant de cinq ans est mordu par un chien enragé le 15 mars, et amené à l'hôpital le 20 du même mois. La tête était couverte de plaies, dont l'une avait environ quatre travers de doigt, occupait la suture temporale gauche, et pénétrait jusqu'aux muscles ; une troisième avait son siège sur la partie supérieure du frontal et pénétrait jusqu'à l'os ; une autre, située au dessus de l'oreille, descendait sur la joue et avait cinq travers de doigt de longueur ; enfin, une cinquième occupait la paupière inférieure de l'œil droit, du côté du grand angle, et pénétrait dans l'orbite. (Lotions des plaies avec de l'eau de savon, application de digestif vessicatoire). Suppuration abondante, mais qui au bout de quelques jours commence déjà à diminuer. (On touche les plaies avec du muriate d'antimoine pour former des escarres). Cicatri-

sation de toutes les plaies. Le 6 mai, inflammation douloureuse de l'œil ; le 7 la plaie
de la paupière se r'ouvre, et il en sort une
sérosité sanguinolante ; les autres plaies ci-
catrisées ne changent point de couleur ; celle
qui occupait le milieu de la tête et qui était
compliquée d'exfoliation, suppure comme à
l'ordinaire, sans qu'on y remarque aucune
inflammation, ni aucun changement. Fièvre,
pouls fréquent, irrégulier, tantôt petit, tantôt
plus fort ; moiteur, soubresauts des tendons,
tristesse, cris pendant le sommeil et au réveil.
L'enfant continue à boire et à manger sans
répugnance ; délire dans lequel il croit voir
des fantômes qui le poursuivent et qui veulent
lui arracher l'œil ; durée de cet état pendant
six jours. Le 12 mai il refuse par intervalle
de boire. Le 13, refus absolu, agitation continuelle, mouvemens convulsifs à la face,
comme à la bouche, pouls serré, fureur
continuelle, respiration courte, précipitée de
temps en temps, de grands soupirs, les yeux
égarés et enflammés, et surtout l'œil blessé
qui est rouge de feu ; mort dans la nuit
du 16 au 17.

Observation par l'auteur.

Une fille âgée de vingt ans, est mordue par
un chien enragé, à la partie moyenne et
postérieure de la jambe gauche. La plaie était
de l'étendue d'un petit écu. Les parens y font
peu attention et la pansent avec le sel de cuisine
(muriate de soude), dissous dans l'eau. Le
troisième jour la fièvre se manifeste, pouls
développé ; délire, stupeur, urines brûlantes ;
langue sèche, plaie sans suppuration. Le cinq,
horreur des liquides, envie de mordre, ptya-
lisme, écume abondante, la langue très-gon-
flée sort de la bouche. Appelé le sixième jour
j'applique le muriate d'antimoine liquide sur la
paie, à mesure que l'escarre se forme, on voit
la langue rentrer, les symptômes disparaître
avec une promptitude étonnante. Pendant
quinze jours la plaie est pansée avec l'onguent
de la mère, elle se cicatrise après avoir suppurée un mois et demi. (1

On a vu que dans la première observation
de rage communiquée, le malade n'avait pas
eu envie de mordre : l'absence de ce signe a

fait dire à quelques auteurs qu'il n'y avait pas
rage chaque fois qu'il y avait horreur de l'eau
ou hydrophobie. Il n'est pas moins vrai que
cette dernière et la rage ne sont qu'une seule et
même maladie ; aussi , tout en avançant cette
opinion , je considère la rage et l'hydrophobie
sur le même pied (1).

TROISIÈME ARTICLE.

DESCRIPTION GÉNÉRALE

DE LA RAGE OU HYDROPHOBIE.

Causes prédisposantes et occasionnelles.

LA rage , comme nous l'avons dit , peut
être spontannée ou communiquée ; dans le
premier cas , elle reconnaît pour cause une
vive affection de l'âme , une forte impression
faite sur l'imagination par des objets quel-
conques : dans le second cas , elle arrive par
contagion , par la morsure d'un animal enragé,

—————

(1) Quelques médecins ont admis une espèce de
rage qu'ils appellent symptômatique. Elle est pro-

par l'application de sa salive sur la peau, par un simple lèchement, par l'haleine d'un hydrophobe ou d'un animal enragé (1), ou bien par l'exhibition de substances infectées de leur salive. On a vu cette dernière devenir vénéneuse et en état de communiquer la rage sans que l'individu en fût atteint. M. Andry en cite plusieurs exemples; il dit que Malphighi raconte l'histoire de sa mère qui devint enragée en conséquence d'une morsure que lui fit sa fille prise d'une attaque d'épilepsie. M. Pouteau parle d'un homme qui, dans un violent accès de colère, en mordit un autre qui devint enragé. Le même auteur, d'après les transactions philosophiques, rapporte qu'un homme sortant du jeu, et au désespoir d'avoir tout perdu, se mordit au poignet et mourut

---

duite, disent-ils, par l'hystérie, l'épilepsie, la mélancolie, la fièvre aiguë.

Aujourd'hui on ne peut reconnaître une pareille division sans insulter aux connaissances de notre siècle.

(1) Cœlius Aurélianus dit qu'un malheureux fut attaqué de la rage, pour avoir seulement respiré l'odeur infecte qui s'exhalait du poumon d'un chien enragé.

de la rage. Manget cite l'exemple d'un prêtre
qui fut attaqué de la rage pour avoir été mordu
par un simple fébricitant. Suivant Zuinger ,
un enfant mourut de la rage à la suite d'une
morsure que lui fit un chien qui n'était ni
ne devint enragé. M. Siélig observe que quelques personnes ont été attaquées de la rage
après avoir été mordues par des animaux qui
n'étaient qu'irrités et nullement atteints de
cette maladie.

La colère , la fureur , des spasmes convulsifs et épileptiques peuvent donc communiquer à la salive une qualité délétère et
contagieuse et capable de produire la rage.
On lit dans *Hildan* qu'une femme racom-
modant sa robe qui avait été déchirée par un
chien enragé , eut l'imprudence de couper avec
les dents le fil dont elle se servait , qu'elle fut
attaquée des symptômes de l'hydrophobie au
bout de trois mois, et qu'elle mourut enragée.
Cardan dit qu'un vénitien devint enragé pour
avoir baisé son chien qui avait cette maladie.
Palmarius rapporte un fait semblable.

Lorsque la rage existe , toutes les liqueurs
deviennent contagieuses. Boerhaave et Vans-

Wieten, son commentateur, regardent la chair des animaux morts de la rage, comme propre à communiquer cette maladie. Bragiani est du même avis. Lemery rapporte qu'un chien devint enragé après avoir lapé le sang d'un homme hydrophobe, qui venait d'être saigné.

Balthasard Thieneus assure qu'un paysan, sa femme, ses enfans et plusieurs autres personnes furent attaquées de la rage après avoir bu du lait d'un vache enragée. *Salius Diversus* cite l'exemple de plusieurs chasseurs qui devinrent enragés pour avoir mangé de la chair d'un loup mort de cette maladie. Un anatomiste fut attaqué et mourut de la rage pour avoir disséqué le corps mort d'un chien enragé. Plusieurs autres exemples prouvent cependant que l'on a mangé impunément de la viande des animaux enragés. Ces faits contradictoires en apparence s'expliquent aisément par les différens temps de la maladie. Les uns en ont mangé avant la corruption générale, les autres dans la rage confirmée. On voit donc que les causes qui peuvent produire cette maladie (la rage), sont infiniment nombreuses et variées, et qu'il est quelquefois

bien difficile d'en établir le diagnostic, surtout si elle reconnaît des causes occultes.

Symptômes ou signes de la Rage.

INVASION. — Elle varie suivant que la rage
est spontanée ou communiquée ; dans le premier cas, elle arrive le même jour ou peu de
temps après la cause qui l'a produite ; dans
le second elle se manifeste quelquefois le troisième, quatrième, septième, d'autrefois le
quarantième et même plus tard après la morsure ou l'application des choses que nous
avons dit pouvoir la produire. Ses phénomènes
précurseurs sont l'inquiétude, la tristesse, la
pusillanimité, un sommeil agité par des rêves
sinistres, la perte de l'appétit, la recherche
de la sollitude, le resserrement aux tempes,
des affections nerveuses variées ; les cicatrices
ou les plaies se boursoufflent quelquefois avec
douleur ; dès que l'affection est déclarée, alors
sentimens d'ardeur et de constriction à la
gorge, déglutition difficile, horreur des liquides, agitation continuelle, chaleur brûlante à l'épigastre, respiration gênée, pouls
dur, tendu et inégal ; quelquefois soif très-

vive, mais resserrement douloureux de la gorge, horreur des liquides, frémissement général et contraction spasmodique des muscles de la face; bientôt fièvre et délire, anxiétés extrêmes, crachotement fréquent d'une salive écumeuse, quelquefois grincemens de dents, envie de mordre et priapisme. L'aspect d'un liquide ou d'un corps brillant, la plus légère impression de l'air suffisent pour renouveller les accidens : à leur approche le malade prie ceux qui l'entourent de s'éloigner; mais peu à peu débilité du pouls, pâleur de la face, refroidissement des extrêmités, et la mort au milieu des convulsions ou d'une lipothymie. La durée de la maladie est de quatre ou cinq jours; rarement parvient-elle au neuvième quand elle n'est pas traitée.

OUVERTURE DES CORPS. — Les résultats que l'autopsie cadavérique a présentés, sont les membres roides, le visage gonflé; le sang dans un état naturel, les vaisseaux du poumon gorgés d'un sang très-noir, le cœur n'en contenant point, la veine cave remplie de sang, le cerveau, le cervelet et la moelle épinière dans l'état naturel; un peu de sérosité rougeâtre dans les cavités du cœur et du péricarde ; le pharinx et la membrane interne du larynx quelquefois rouges : en résumé ces détails cadavériques n'offrent rien de positif en ce qu'ils peuvent tenir à d'autres causes qu'à celles de la rage.

QUATRIÈME ARTICLE.

TRAITEMENT DE LA RAGE.

JAMAIS l'homme n'inspira plus de philantropie et de pitié que dans l'état où le plonge la rage !

Si l'éloquence mérite d'être associée au traitement des maladies, et si elle peut concourir pour beaucoup à leur curation, c'est surtout dans la rage où il faut la mettre à contribution. Ici comme dans toutes les affections nerveuses, les parties souffrantes reçoivent du cerveau des impressions variées, et si ces impressions sont douces, l'organe affecté en ressentira une agréable influence. (a

Le premier soin à donner à un homme mordu par un animal enragé, est de lui cacher le danger qui le menace, de détruire en lui ses idées tristes, prélude d'une maladie grave,

en lui tenant des discours persuasifs et ana-
logues à son instruction , qui portent à l'âme
la tranquillité et la paix. Il est même permis ,
comme dans tous les dangers imminens , de
promettre plus de succès des remèdes , plus
de sécurité enfin , que la lumière et la pru-
dence ne sauraient nous en promettre à nous-
mêmes.

Les antispasmodiques, les calmans et les
bains sont les seuls remèdes que l'on puisse
employer contre la rage spontanée ou interne.

Les moyens employés contre la rage communiquée sont nombreux, mais combien de fois,
à la honte de l'art, ils ont échoués , soit parce
qu'ils étaient dirigés par des ignorans sans
principes , soit qu'ils étaient appliqués trop
tard , soit enfin qu'ils étaient sophistiqués
dans leur nature intime.

Je me refuse l'idée qu'il existe des gens
assez inhumains pour avoir des secrets pour
guérir la rage ; mais ceux qui en sont les
dépositaires peuvent-ils les garder cachés, sans
avoir quelque chose à se reprocher ? Je ferai
ici la citation que j'ai faite dans un des petits
ouvrages que je publiai l'an passé (1807).

Les hommes de génie inventent, découvrent et publient ; ils font des découvertes et n'ont point de secrets ; les gens médiocres ou intéressés en font des mystères (Duclos).

Les mercuriaux, les caustiques acides, salins et alkalins jouent un grand rôle dans le traitement de la rage ; on leur associe les calmans et les antispasmodiques.

Voici la marche à suivre dans un traitement méthodique.

1.º Si la plaie n'est pas saignante on y applique des sangsues ou l'on y fait des scarifications pour favoriser le dégorgement.

2.º Il faut cautériser la plaie le plus promptement possible, et pour cela on se sert du premier caustique ; si l'on est à la campagne, on emploie le fer, rougi au feu ; mais si on peut se procurer de l'acide nitrique (eau forte), ou du muriate d'antimoine liquide (beurre d'antimoine), le succès sera plus certain : du moins l'expérience l'a prouvé. Alors on fait un pinceau avec de la charpie, on le trempe dans la liqueur et l'on en imbibe la plaie dans toute son étendue.

3.º On mettra ensuite un large vessicatoire sur toute la solution de continuité , de manière qu'il en dépasse les bords ; le pansement se fait avec un onguent composé d'une once de styrax et dix grains de poudre de mouches cantharides, exactement mêlés ; par ce moyen on entretient les plaies ouvertes et suppurantes pendant au moins quarante à cinquante jours ; on fera des frictions avec deux gros d'onguent mercuriel double, chaque fois sur les environs de la plaie , et cela trois à quatre jours de suite : après on continuera les frictions sur le restant du corps , mettant un jour d'intervalle entre chaque friction , jusqu'à ce que les organes salivaires soient légèrement affectés.

4.º L'on fait vomir le malade , s'il en a quelque envie ; on peut même le faire dans tous les cas.

5.º Les bains de mer ne sont pas meilleurs que les bains domestiques , on doit faire prendre ceux-ci , tous les jours , mais sans violenter les malades , parce qu'on pourrait, en les y forçant, faire naître en eux l'horreur de l'eau, si elle n'était déjà développée. On

peut se dispenser de les faire boire s'ils té-
moignent de la répugnance ; il y a de l'inhu-
manité et de la barbarie à les y contraindre.

Quant aux remèdes internes , on a vanté
et heureusement éprouvé le remède suivant :

Prenez huit grains de camphre , autant de
nitre , et deux grains de musc ; incor-
porez avec un peu de miel , et formez
trois bols.

On donne le premier avant le bain , le
second-après, et le troisième à l'entrée de la
nuit. Le malade boira un verre de décoction
de squine , de salsepareille , ou un verre d'infusion de fleurs de sureau ou de tilleul , dans
laquelle on mettra douze à quinze gouttes
d'eau de luce , plus ou moins , selon l'âge de
l'individu malade. S'il y avait insomnie on
donnerait à la place de l'eau de luce , du
sirop de diacode , à la dose de demi-once ,
plus ou moins. Si le pouls est élevé , qu'il
y ait douleur de tête , on saigne au pied et
à plusieurs reprises , lorsque le sujet est san-
guin et pléthorique.

Quant au régime , il doit être doux et

végétal. Les bouillons de tortues, de grenouil-
les , d'écrevisses , peuvent faire beaucoup de
bien ; un exercice est également utile. Il faut
éviter les contentions d'esprit , les choses
tristes qui frappent l'imagination.

L'exercice à la campagne , en bel air ,
soit à pied, soit à cheval, et même l'exercice
manuel qui consiste à manière la bèche et
la pioche dans la culture de son jardin ,
aideront aussi la cure radicale.

Ce traitement bien dirigé préserve de la
rage et la guérit même lorsqu'elle est développée , mais alors il faut redoubler d'attention. Les frictions sont doublées et on les
pratique tous les jours ; les bains sont de deux
ou trois heures. Si le malade entre en fureur
on le lie dans son lit ; si ses plaies étaient
fermées on les r'ouvriraient avec un bistouri
et on les bassinerait avec un eau marinée ou
avec une dissolution de trois grains de potasse
dans une chopine d'eau. Le lendemain, après
la levée de la charpie, on cautériserait la plaie
comme il a été dit plus haut, en ayant soin ,
dans tous les cas , de ménager les tendons ,
les nerfs , les vaisseaux et autres organes

délicats. Si la morsure occupait un doigt, il faudrait en faire la ligature ou l'amputation. (3

Plus la plaie se rapproche de la tête, plus elle est dangereuse et *vice versâ*. *Sthal* avait proposé l'opium contre la rage. Stoll vantait les cantharides. Bartholin conseille la poudre de myrthe et de gentiane ; plus anciennement *Aëtius* ordonnait la cendre d'écrevisse unie à la thériaque, le marrube, l'anagallis à fleurs jaunes, la camomille, le gland de chêne et l'oseille. *Galien* faisait usage de la terre de Lemnos, du scordium, etc.

On lit dans un ouvrage de médecine par par M. M. Brion et d'Yvoiri, l'histoire de deux personnes qui furent guéries de la rage pour avoir mangé beaucoup d'oignons qui se trouvaient dans la chambre où on les avait fermés ; Baccius et Abbano en ont prescrit l'usage. On a vanté la bella-dona appliquée sur la plaie. En Allemagne, et surtout en Westphalie, on emploie avec confiance le mouron rouge ; on le donne en poudre dans du lait chaud ; on prétend que le remède de Turin, si vanté contre la rage, n'est autre chose que du mouron rouge. Quelques personnés font un secret du remède suivant : il consiste à faire dissoudre un gros de sel de Glaubert dans une boisson quelconque ; quand le malade a pris le remède on le fait courir pendant un long espace de temps. L'auteur de ce moyen , qui est M. l'abbé Guillet, ne s'en tient pas là, il ordonne encore des ligatures au dessus et au dessous de la plaie avec des incisions dans ses environs.

On trouve dans le bulletin de Lyon, n.º 102, 24 fructidor an 13 , le remède suivant. M. Lacayre, curé de Cadaujac , venant un jour de Bordeaux, était précédé de deux voyageurs à cheval ; l'un d'eux, en tirant son mouchoir de sa poche, laissa tomber un papier ; le curé descend de cheval , amasse le papier qui avait pour titre : *Remède éprouvé contre la rage ;* il lit la recette qui était ainsi conçue :

« Prenez une grosse poignée de sauge, autant de la rue et de triolet ; pilez bien le tout dans un mortier et mettez ce composé dans un vase ; pilez ensuite dans ce même mortier treize ou quatorze clous de girofle , avec de la peau d'orange aigre, du poids d'un écu de trois livres ; remettez ensemble dans ce mortier

la sauge, la rue, le triolet, les clous de girofle et la peau d'orange ; repilez avec soin
toutes ces matières. Jetez encore sur ces dro-
gues, dans le mortier, deux poignées de gros
sel prises à deux mains et bien pleines ; pilez
le sel avec tout le reste. Délayez le tout dans
deux verres de vin blanc vieux, exprimez au
travers d'un linge, vous obtiendrez deux
verres de liquide. On n'en fait prendre qu'un au
malade ; s'il le rejette, on lui donne le second. *

Nota. 1.º On n'en donne que demi-verre
aux enfans ;

2.º Il est essentiel de mettre du marc sur la
plaie. Ce remède opère sur tous les animaux ;
on en fait boire au cochon, au chien, etc.
On triple la dose pour un cheval ou un bœuf.

L'on avait pensé dans ces derniers temps
guérir la rage en inoculant le venin de la
vipère ; des expériences ont été faites à
l'Hôtel-Dieu de Lyon, mais sans succès ; et
ce qu'il y a de plus ridicule et de plus bar-
bare, on a voulu guérir de la rage en noyant
les enragés et les retirant de l'eau assez tôt
pour pouvoir leur administrer les secours
qu'on donne aux noyés ! . . . . .

CINQUIÈME ARTICLE.

RAGE DES CHIENS.

De tous les animaux quadrupèdes, le chien est le plus sujet à la rage. C'est dans les grands froids ou les grandes chaleurs qu'il y est le plus exposé. Le défaut de boisson leur est plus nuisible que le manque de nourriture ; quelquefois aussi certaines substances corrompues dont ils se nourrissent leur donnent souvent la rage ; elle peut aussi être produite par l'absence d'une transpiration abondante, comme le veut M. Méad.

Symptômes. — Les premiers signes sont un état morne ; l'animal refuse de boire et de manger , il se retire à l'écart et s'éloigne de son maître ; il grogne au lieu d'aboyer , il s'élance sur les autres animaux sans leur annoncer sa colère, mais conserve encore une espèce de crainte pour son maître , qu'il regarde de côté ; sa queue devient baissée et se place entre ses cuisses. A ces premiers symptômes de la rage, se joignent les suivans : la gueule est ouverte, une écume abondante en sort, la langue est violette et pendante, les yeux chassieux, la respiration difficile. Dans cet état le chien ne reconnaît plus celui que n'aguère il carressait : il court, va lentement, se traîne ; le moindre bruit l'inquiète, et sa rage augmente ; il crève ordinairement dans vingt-quatre à trente-six heures.

SIXIÈME ARTICLE.

TRAITEMENT.

Le traitement est le même pour tous les animaux. Scarifications des plaies, application des caustiques, le fer rougi au feu, l'eau forte (acide nitrique), le muriate d'antimoine, (beurre d'antimoine), les vessicatoires et les frictions mercurielles ; on donne à l'intérieur le turbith minéral à petite dose, qu'on augmente par degré, pendant 8 à 10 jours ; on leur fait boire du vinaigre étendu dans de l'eau ; on les baigne dans la rivière, on leur administre des laveméns d'eau de savon ; enfin on leur fait prendre les remèdes dont nous avons parlé dans le traitement de la rage chez l'homme.

RÉSUMÉ GÉNÉRAL.

APPEL AUX AUTORITÉS PUBLIQUES.

APRÈS avoir donné les caractères de la rage, indiqué les moyens de la traiter, je donne un aperçu de la rage chez le chien, et j'offre un tableau précis du traitement à employer chez cet animal. Je sens que l'appui des autorités publiques peut m'être d'un grand secours dans la réussite du but que je me suis proposé. Aussi vais-je indiquer la marche à suivre en pareil cas. Je n'entends point donner des ordres ; loin de moi cette orgueilleuse prétention qui décèle si souvent l'ignorance !

Si dans un pays il existe des chiens ou autres animaux enragés , c'est aux médecins à en prévenir les magistrats, afin que toutes les mesures de tranquillité publique soient mises en exécution. Détruire l'animal enragé, recluser ceux que l'on doute avoir été mordus ; semer du poison afin d'engager les habitans à fermer leurs chiens ; faire une chasse gé-

nérale pour détruire tous les animaux vaga-
bonds ; telles sont à peu près les moyens qu'un
magistrat sage et éclairé doit mettre en usage.
C'est aux maires et aux curés des campagnes
(lieux où la rage produit souvent de grands
maux), à remplir de pareilles tâches ; ces
pères de famille doivent sans cesse veiller à la
conservation de leurs enfans adoptifs, et, zélés
pour le bien de leurs compatriotes, ils trou-
veront leur récompense dans le bien même
qu'ils feront.

Je termine ce traité de la rage, et je
remplis un devoir sacré que m'impose l'hono-
rable qualité de médecin. Je sens qu'une plume,
plus exercée que la mienne, aurait plus ap-
proché du but, . . . l'aurait même atteint ;
mais si par mes conseils, un seul homme est
guéri du fléau dévastateur de la rage, je m'estimerais encore heureux, en pensant qu'un
de mes semblables me doit la vie ! . . . (4

BIBLIOTHÈQUE NATIONALE R. F.

NOTES SUPPLÉANTES.

NOTES SUPPLÉANTES.

1) PAGE 18.

Pendant quinze jours la plaie est pansée avec l'onguent de la mère, elle se cicatrise après avoir suppurée un mois et demi.

EN rapportant cette observation, je me tais et sur sa nature et sur la cure prompte qu'a opéré le muriate d'antimoine liquide, laissant aux praticiens judicieux le soin de juger d'un cas semblable.

On trouve quelques exemples de malades, ayant offert des symptômes de rage guéris par l'usage des antispasmodiques, des calmans et des bains. (*Voyez* M. Cartier, précis d'observation de chirurgie an 11; M. Andry, recherch. sur la rage).

2) PAGE 25.

Ici comme dans toutes les affections nerveuses, les parties souffrantes reçoivent du cerveau des impressions variées, et si ces impressions sont douces, l'organe affecté en ressentira une agréable influence.

M. Petit de Lyon, en parlant des douleurs nées de l'imagination, dans son discours sur la douleur, dit : « si l'âme à besoin de toute sa sensibilité pour concevoir et sentir la douleur , l'existence d'une cause d'irritation sensible n'est pas aussi nécessaire à sa production ; elle peut trouver en elle tous les élémens ; et la même imagination , qui lui procure souvent l'heureuse sensation du plaisir , peut lui donner aussi tous les tourmens de la douleur. »

3) PAGE 31.

Si la morsure occupait un doigt, il faudrait en faire la ligature ou l'amputation.

Ce traitement est le seul que je conseille dans tous les cas ; les remèdes que je rapporte par la suite ne sont rien moins que chimériques, aussi c'est plutôt pour en montrer le ridicule que pour en préconiser l'emploi que je les indique.

4) PAGE 27.

Mais si par mes conseils, un seul homme est guéri du fléau dévastateur de la rage, je m'estimerais encore heureux, en pensant qu'un de mes semblables me doit la vie! ...

Avant de quitter la plume, je dirai deux mots sur la piqûre et la morsure de quelques animaux venimeux.

Malgré les recherches sur le scorpion (*scorpio rufus*) , on ne peut encore , dans l'état actuel de nos connaissances , prononcer sur le danger de sa piqûre. Quelques animaux en ont été malades , d'autres n'en n'ont ressenti aucune incommodité.

Suivant les relations des voyageurs , chaque serpent venimeux produit des phénomènes variés ; c'est ainsi que la vipère produit la jaunisse , l'aspic une affection comateuse ; le céraste cause le tétanos ; le dipsas une soif extrême ; le sépis la gangrène , etc. Parmi les insectes , la guêpe et l'abeille produisent quelquefois des douleurs très-vives , surtout si la piqûre a été faite par la grande guêpe si commune en France ; alors l'irritation et l'inflammation qui surviennent dépendent moins du virus qu'elle a pu laisser dans la plaie , que de l'aiguillon qui y est resté et qui a quelquefois piqué un nerf. L'extraction de l'aiguillon , des lotions avec de l'eau de luce , l'alkali-volatil mêlé à l'huile d'olive , suffisent pour faire disparaître ces légers accidens. M. Cabanis fut appelé pour un cas alarmant produit par la piqûre d'un frêlon : il survint des accidens graves ; la piqûre était à la main , il fit mettre cette dernière dans un bain huileux, contenant de la thériaque et de l'opium en dissolution ; puis il enveloppa la main de compresses trempées dans la même liqueur. La thériaque à l'intérieur fut administrée au même instant , et au bout du quatrième

Jour, le savant médecin eut le plaisir de voir son malade guéri, à part une petite tache noire à l'endroit de la piqûre.

De tous les reptiles venimeux de l'Europe, il n'en est point dont la morsure soit plus dangereuse que celle de la vipère ; son venin est contenu dans une vésicule placée à la base de chaque dent canine, au nombre de deux, adhérentes à la machoire supérieure. *Fontana* observe, d'après des calculs et des expériences, qu'une vipère d'un volume modéré, contient environ vingt-neuf grains de virus dans sa vésicule ; mais comme l'animal n'en lance qu'une petite quantité à chaque morsure, il conjecture delà qu'il faudrait au moins quinze à vingt vipères pour tuer un bœuf, et cinq ou six pour produire le même effet chez un homme.

Plus le reptile est gros, plus il est irrité, plus sa morsure est dangereuse ; la vive frayeur que produit la vue de cet animal, aggrave aussi la blessure qu'il fait. Le venin de la vipère est plus venimeux en été qu'en hiver, où ce reptile est engourdi par le froid.

Laissons de côté les calculs de M. *Fontana*, et passons aux symptômes de la morsure de la vipère et au traitement qu'il faut employer.

SYMPTOMES.

Le blessé éprouve une douleur vive, le gonflement inflammatoire de la partie se manifeste; la tendance à la gangrène s'annonce par des taches livides.

Les maux de cœur avec vertige, avertissent de l'impression générale que produit la présence du virus qui agit sur le principe de la sensibilité, comme tous les autres poisons.

TRAITEMENT.

Cautériser la plaie avec le muriate d'antimoine liquide (beurre d'antimoine), en y faisant couler quelques gouttes de ce caustique, ou en l'y portant à l'aide d'un pinceau; si elle est profonde, on l'agrandit par de petites incisions en forme d'étoile, ayant soin de ménager les nerfs, les tendons et autres parties délicates. On frotte les environs de la plaie avec un mélange d'huile d'olive et d'ammoniaque; à l'intérieur, on donne les cordiaux, la thériaque et l'alkali-volatil à la dose de douze à quinze gouttes, selon l'âge du sujet, dans une infusion de sureau ou de tilleul. L'essentiel est d'agir promptement. La morsure de la vipère, négligée, est rarement mortelle; les suites peuvent seulement devenir plus graves et plus durables.

Les anciens faisaient la ligature quand la morsure arrivait à un doigt ou à un orteil. Ambroise Paré employa ce moyen avec succès qui fut mordu par une vipère au doigt index ; en outre de la ligature placée au dessus de la plaie, Paré lava celle ci avec une dissolution de thériaque dans l'eau-de-vie.

L'amputation de la partie est un moyen extrême que l'on doit constamment rejeter. Si on fait la ligature, il faut la pratiquer sitôt après la morsure, et d'une manière trèr-serrée, sans quoi elle ne servirait à rien. Pour de plus amples renseignemens sur cette partie, on peut consulter les travaux de *Swammerdan*, de *Linné*, de *Maupertuis*, de *Marc-Aurelle-Severin*, de *Rhedi*, de *Méad*, de *Charas*, de *Tysson*, de Bernard-de-Jussieu, de L'Amoureux, de Fontana, de Kempfer, de Richerand, etc., etc.

BIBLIOTHÈQUE ROYALE